Wandlungen der Medizin in Wissenschaft und Praxis

Von

Professor Dr. H. Quincke
Kiel — Frankfurt a. M.

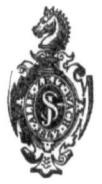

Springer-Verlag Berlin Heidelberg GmbH
1913.

ISBN 978-3-662-22786-2   ISBN 978-3-662-24719-8 (eBook)
DOI 10.1007/978-3-662-24719-8

Die nachstehenden Blätter sind der Abdruck einer Reihe von Artikeln, die von Juni bis August 1913 im **Tag** erschienen sind, mit geringen Zusätzen. — Den Leserkreis suchen sie, noch mehr als bei Ärzten, unter den Laien.

Alle Rechte, insbesondere das der Übersetzung in fremde Sprachen, vorbehalten.

Inhaltsverzeichnis.

1. Entwicklung der Medizin im letzten Jahrhundert . . . 5
2. Arzt und Patient 14
3. Wirtschaftliche Verhältnisse der Ärzte und der Krankenversorgung 22
4. Die Bedeutung der Krankenhäuser 32
5. Rückblick 40

I.
Entwicklung der Medizin im letzten Jahrhundert.

Schmerzen oder Unbehagen — lokaler wie allgemeiner Art — zu beseitigen, ist ein schon dem Naturmenschen innewohnender Trieb. Am einfachsten äußert er sich in der instinktiven Befriedigung der elementaren Bedürfnisse: Hunger, Durst, Schutz vor Wärme, Kälte und äußeren Insulten. Von da an finden sich alle möglichen Übergänge zu überlegtem Handeln — aus persönlicher Erfahrung oder aus Vertrauen und Respekt vor älteren Angehörigen. Das sind Vorgänge, die sich, wie in Urzeiten, so noch heute täglich in jeder Familie abspielen. Je ungewöhnlicher die Störung, um so eher war man veranlaßt, sich in weiteren Kreisen nach Personen umzusehen, denen Erfahrung und Kenntnisse zuzutrauen waren. Erst allmählich und nach längerer Zeit wurde die Ausübung der Heilkunst dann zur Berufstätigkeit. Mit zunehmender Kultur hatte der Arzt praktische Kenntnisse und Geschicklichkeit zu vereinen mit (zeitgemäßer) theoretischer Bildung und Gelehrsamkeit. Die Geschichte zeigt, daß, wie auf anderen Kulturgebieten, bald die eine, bald die andere dieser beiden Seiten mehr betont wurde. Im Ganzen blieb aber die Medizin eine auf Erfahrung begründete Kunst, und die spärlichen Ansätze zu einer naturwissenschaftlichen Anschauung im Altertum wurden im Mittelalter nicht weiter entwickelt, sondern ebenso wie die meisten Wissenschaften nur scholastisch überliefert. Auch das Zeitalter der Renaissance erlöste die Medizin noch nicht aus den Banden der Tradition und Spekulation. Unabhängig von diesen zeigte, genährt durch die großen Kriege, nur die Chirurgie den Ansatz zu selbständiger Entwickelung. Erst als, nach einzelnen ausgezeichneten Vorläufern, seit dem Ende des 18. Jahrhunderts die Naturwissenschaften eine stetig aufsteigende Entwickelung nahmen, wurde auch die Wissenschaft vom Menschen als ein Teil jener erkannt und gefördert, und wie die wissenschaftliche Technik aus dem Boden der Naturwissenschaften erwuchs, so beschränkte sich auch die Medizin nicht mehr auf die teils rein empirischen, teils traditionell doktrinären Bahnen, sondern bediente sich naturwissenschaftlicher Forschungsmethoden und zog aus den Ergebnissen ihre Folgerungen für die Praxis — freilich erst nach und nach.

Praxis in früherer Zeit. Noch bis in die Mitte des vorigen Jahrhunderts behandelte — abgesehen von größeren chirurgischen Eingriffen — der praktische Arzt jede vorkommende Krankheit, betrieb meistens auch Geburtshilfe. Auf dem Lande und in kleinen Städten war dies schon durch die Isolierung geboten. Die Methoden der Untersuchung waren ja beschränkt auf Besichtigung, Betastung, Befragung, ebenso beschränkt die Mittel der Behandlung. Sie bestanden in arzneilichen und einigen diätetischen Verordnungen, Einreibungen und Pflastern; Bäder wurden ganz ausnahmsweise angewandt, schon weil die Vorrichtungen dazu in den Wohnungen nicht vorhanden waren. Die Pflege geschah in traditioneller Weise zu Hause durch die Familie. Hygienisches Verständnis nach heutigen Begriffen fehlte nicht nur den Laien, sondern meist auch noch den Ärzten. Hospitalbehandlung mutete man nur dem Bedürftigen, höchstens dem Alleinstehenden zu. Auch sie entsprach natürlich nur dem allgemeinen Standpunkt des Wissens und Könnens.

Das alles änderte sich, als gegen die Mitte des Jahrhunderts die naturwissenschaftliche Auffassung der Vorgänge im gesunden und kranken Körper sich allgemeiner geltend machte. *Naturwissenschaftliche Periode.* Sie führte zunächst zu neuen Untersuchungs-, bald aber auch zu neuen Behandlungsmethoden. Damit wuchs die Masse des Wissens und Könnens so, daß es von dem einzelnen Arzt völlig nicht mehr beherrscht werden konnte, daß Spezialitäten sich entwickelten und von der allgemeinen Praxis abzweigten. *Spezialitäten.* Dies vollzog sich einesteils für einzelne Organe (Augen, Ohren, Zähne, Haut, Magen usw.), andernteils für gewisse Behandlungsmethoden (mit Bädern, Elektrizität usw.). Die meisten dieser Spezialitäten zweigten sich ab von dem großen Muttergebiet der inneren Medizin, aber auch von der Chirurgie oft in der Weise, daß die Behandlung z. B. der

Frauenkrankheiten, die bis dahin zwischen dem inneren Arzt und dem Chirurgen geteilt gewesen war, nun in der einen Hand des Frauenarztes vereinigt wurde.

Hier und da ist es versucht worden, den Nachteilen der Spaltung der ärztlichen Tätigkeit dadurch zu begegnen, daß mehrere Spezialisten zu einem gemeinsam arbeitenden Konsortium sich vereinigten. Da der persönliche Charakter der ärztlichen Tätigkeit dadurch mehr oder weniger abgestreift wird, ist noch nicht abzusehen, welche Zukunft dieser Einrichtung beschieden sein wird.

Da der Spezialist mannigfacher Vorrichtungen und Apparate zur Untersuchung wie zur Behandlung bedurfte, gestaltete sich sein Sprechzimmer zu einer Art Werkstatt; wo fortlaufende Untersuchungen und Behandlung mit diesen Apparaten zu geschehen hatten, wurde oft die Aufnahme in ein Krankenhaus erforderlich.

Aber auch der allgemeine Praktiker ist von diesem Fortschritt der Untersuchungs- und Behandlungsmethoden nicht unberührt geblieben. Viele der genannten Apparate werden auch von ihm in der Sprechstunde und in der Hauspraxis angewandt. Seine Tätigkeit ist eben auch eine eingehendere geworden und damit für den einzelnen Fall viel zeitraubender und mühevoller.

Krankenhäuser. Endlich hat das Krankenhaus eine vollkommene Umgestaltung erfahren durch die Fortschritte der ärztlichen Wissenschaft und Kunst, wie durch das ihr entsprossene Fach der Hygiene und durch die allgemein verbesserte Lebensführung. Unterbringung und Bettung, Beköstigung, Reinlichkeit haben sich in hohem Grade vervollkommnet; dazu kommen die Maßnahmen der Prophylaxe für den Patienten und seine Umgebung und die geordnete Krankenpflege durch beruflich ausgebildetes Personal. Außer den Krankenräumen sind für jedes moderne Krankenhaus erforderlich: Untersuchungszimmer und Laboratorien, Operationszimmer, Röntgenzimmer, Räume für die verschiedenen Behandlungsmethoden mit Bädern, Elektrizität, Gymnastik, Bestrahlung und anderes, mag es nun ein großes allgemeines Krankenhaus oder nur für eine Spezialität eingerichtet sein. Im ersteren Falle umfaßt es meist auch mehrere Spezialabteilungen, deren Mit- und Nebeneinanderarbeit es ermöglicht, daß oft das gesamte Gebiet der Medizin in dem Hause vertreten ist.

Das sind Bedingungen für die Untersuchung und Behandlung der Kranken, wie sie — für schwere und komplizierte Fälle — auch der reichste Mann im eigenen Hause sich nicht schaffen kann. Wurde früher das Krankenhaus allgemein gescheut, so wird es heute in vielen Fällen auch von Wohlhabenden und Verwöhnten aufgesucht. Die Entfernung von Haus und Familie wird der übrigen Vorteile halber in den Kauf genommen.

Zu den öffentlichen Krankenhäusern kommen die zahlreichen Privatkrankenhäuser und Sanatorien, deren Einrichtungen ihren speziellen Zwecken und Bedürfnissen angepaßt sind.

Die Tatsache, daß so viele Krankeitsfälle, die früher einzeln vom Arzt besucht und behandelt wurden, jetzt ins Krankenhaus kommen, ist nicht ohne Analogie im modernen Wirtschaftsleben. Ich erinnere an die Wandlungen in vielen Handwerken; in manchen Gegenden auf dem Lande, z. B. in der Schweiz, wanderten früher Schuster und Schneider von Haus zu Haus und blieben mehrere Tage, um zu arbeiten, was die Familie bedurfte. (Man nannte dies „auf die Stör gehen".) Dieser Betrieb ist dann durch die Werkstattarbeit, letztere wieder durch die Schuhfabriken und Schneider-Großbetriebe ersetzt. Auch mit anderen Großbetrieben, mit der Fabrik, mit dem Warenhaus, hat das große Krankenhaus gewisse Analogien.

Außer den inneren sachlichen Gründen kommen für das gesteigerte Krankenhausbedürfnis noch einige äußere wichtige Umstände hinzu: Die im Vergleich zu früher so große Zahl alleinstehender Arbeiter und die engen Wohnungsverhältnisse, endlich die aus den sozialen Gesetzen entspringenden Anforderungen an Untersuchung und Behandlung der Versicherten. Durch die verbesserten Verkehrseinrichtungen der Neuzeit wird der Besuch des Krankenhauses dann auch äußerlich erleichtert.

Verschiebung der ärztlichen Tätigkeit. Fast man zusammen, so ergibt sich: Seit der Mitte des 19. Jahrhunderts hat die Entwicklung der Medizin selbst zu einer vollkommenen Verschiebung und Umwandlung der ärztlichen Tätigkeit geführt. Bis dahin umfaßte der praktische Arzt das gesamte ärztliche Wissen und Können; er beriet und behandelte seine Patienten an allen vorkommenden Krankheiten in seiner Sprechstunde oder im Hause des Kranken. Das führte in den meisten Fällen zu dauernden Beziehungen und zu einem persönlichen Verhältnis von Vertrauen,

Achtung, häufig Freundschaft; der Hausarzt war je nach seiner Persönlichkeit eine Autorität in der Familie. Im besten Falle hat sich heutzutage dieses Verhältnis manchmal soweit erhalten, daß auch jetzt noch der Hausarzt befragt wird, und daß er, so oft es ihm nötig erscheint, den Weg zum Spezialarzt oder ins Krankenhaus weist. Viele Patienten beschreiten aber selbständig diesen Weg, denn der Laie von heute besitzt nicht nur wirklich mehr naturwissenschaftliche und medizinische Kenntnisse als unsere Väter, sondern, dem Zuge der Zeit folgend, will er, wie im öffentlichen Leben und vielen anderen Dingen, so auch in der Medizin, soweit sie ihn betrifft, selbst mitsprechen und urteilen, — hier wie dort, nicht immer zum Vorteil der Sache und — seiner selbst. Denn wenn er wegen Störung an irgend einer Körperstelle sich selbst den Spezialisten dafür aussucht, so behandelt dieser das Organ, hat aber meist weder Veranlassung noch Möglichkeit, den ganzen Körper zu untersuchen und auf die ganze Vergangenheit des Patienten einzugehen, während der Haus- und Familienarzt nach seiner allgemeinen Kenntnis der Persönlichkeit die Sache häufig ganz anders und vielleicht richtiger beurteilt haben würde. Die Organe des Körpers stehen eben in inniger Wechselwirkung zueinander und Störungen des einen werden oft durch symptomlose Veränderungen eines anderen hervorgerufen oder dürfen doch nur mit Berücksichtigung des letzteren behandelt werden. Denn, um einen Vergleich zu gebrauchen, der menschliche Körper mit seinen Organen entspricht nicht einem losen Staatenbund, sondern einem festgefügten Bundesstaat.

Aber auch abgesehen vom Spezialistentum und seinen Folgen faßt das Publikum sein Verhältnis zum Arzt viel weniger persönlich wie früher, sondern mehr geschäftlich auf, sieht die ärztliche Tätigkeit als rein technische Leistung an und wechselt den Arzt wie einen anderen Lieferanten.

Nach meiner Überzeugung sollte gerade im wahren Interesse der Patienten, der allgemeine Praktiker wie der Haus- und Familienarzt auch heutzutage kein überwundener Standpunkt sein. Gerade er hat die in der Natur begründete einheitliche Auffassung des ganzen Menschen zu vertreten, gegenüber dem auf ein engeres Gebiet sich beschränkenden Spezialisten, der dieses zwar wie durch einen Scheinwerfer intensiver und eindringlicher, aber auch nur umschrieben beleuchtet und durchschaut. Die Aufgabe des allgemeinen Praktikers ist es eben, über die einzelnen Spezialgebiete doch so weit einen allgemeinen Überblick zu haben, um zu wissen, wo seinem Können Grenzen gesetzt sind. Im einzelnen Krankheitsfall ist er vielmehr in der Lage, den allgemeinen Zustand, vor allem aber die rein menschliche Seite zu berücksichtigen, den Einfluß auf die Psyche des Kranken und seiner Umgebung, die Bedeutung der Berufs- und Lebensverhältnisse. Dieses wird ihm um so eher möglich, wenn er den Patienten und sein Vorleben, wenn er die Familie kennt. Für diese Seite der ärztlichen

Tätigkeit kommen nicht nur Wissen und technisches Können, sondern Menschenkenntnis, Persönlichkeit und Charakter in Betracht. In Überschätzung des technischen Könnens ist es in der Neuzeit vom Publikum vielfach vergessen worden, wie wichtig einerseits diese Eigenschaften, andererseits die Kontinuität der ärztlichen Tätigkeit sind. Möge bald eine richtigere Auffassung dieser Verhältnisse zur Geltung kommen. Sie liegt im Interesse des Publikums, namentlich mit Rücksicht auf Krankheitsverhütung und auf Hygiene der Kindererziehung. —

Noch eines Umstandes ist zu gedenken, der die Stellung der Medizin zum Publikum geändert hat: die Entwicklung der Hygiene und, dadurch bedingt, das Eingreifen von Staat und Korporationen; ich nenne nur Meldepflicht und Absperrung bei ansteckenden Krankheiten, Desinfektion, Schutzpocken- und Tollwutimpfungen, Tuberkulosefürsorge, Schulgesundheitspflege.

<small>Öffentliche Medizin.</small>

II.
Arzt und Patient.

Hatten wir bis dahin die Verschiebungen der ärztlichen Tätigkeit besprochen, wie sie durch die Entwicklung der Medizin selbst bedingt sind, so wenden wir uns nun zu einigen auf sozialem Gebiet gelegenen Ursachen dieser Verschiebungen.

Was führt den Patienten zum Arzt? Betrachten wir zunächst ganz allgemein das Verhältnis zwischen Arzt und Patient und analysieren einmal die Bedingungen und Umstände, welche den Menschen zum Aufsuchen des Arztes veranlassen.

Kranksein bedeutet für den einzelnen Menschen, außer den Schmerzen und Unlustgefühlen selbst, auch mehr oder weniger Störung der gewohnten Lebensgenüsse und der Beschäftigung. Schwere akute Krankheiten werfen jeden Menschen darnieder; für viele Krankheitszustände — sowohl chronische wie leichtere akute — hängt das Maß der Lebensstörung aber nicht allein von der Schwere der Krankheit ab, sondern ebensosehr von subjektiven Momenten, von der Individualität des Kranken, d. h. davon, wie sehr er sich der Krankheit hingibt. Für den Entschluß das zu tun und danach zu leben gibt es hemmende und treibende Momente; hemmend wirkt die drohende Entbehrung gewohnter Lebensgenüsse, sowie die momentane (manchmal nur ideelle) Minderung des Verdienstes durch Aufgabe der Arbeit; — befördernd für die Hingabe wirken die subjektiven Beschwerden, ängstliche Veranlagung und Wehleidigkeit, sowie die Befürchtung, durch Gegenangehen die Krankheit zu verschlimmern und längeren Verdienst- oder Genußausfall zu erleiden.

Leichtere und durch Wiederholung bekannte Krankheiten werden auch heute nach häuslicher Erfahrung in der Familie behandelt. Bei schwereren und unbekannten Störungen wird man sich an den Arzt wenden. Aber dem Entschluß dazu können sich mancherlei hemmende Momente entgegenstellen: Verschämtheit und innere Abneigung gegen Befragung überhaupt — der mehr oder weniger große Zeitverlust, den das Aufsuchen des Arztes mit sich bringt, die Kosten des Arztes und der von ihm vorgeschriebenen Behandlung.

Ist der Entschluß gefaßt, so kommt die Wahl des Arztes. Auf dem Lande und, im Falle der Not auch in der Stadt, befragt man den nächsten — eine gewisse Autorität wird ja jedem Arzt durch die Approbation verliehen.

Wahl des Arztes.

Ist Zeit zur Überlegung, so wird der vernünftige Mensch den Arzt seines Vertrauens wählen, soweit äußere Umstände und Vermögenslage es zulassen. Dieses Vertrauen ist bald begründet auf dem Eindruck der Persönlichkeit, bald auf Gewohnheit und Familientradition, bald auf der Kenntnis von Erfolgen in früher behandelten Fällen der Familie oder der Bekanntschaft. Freilich wird bei Laien das Urteil über den Wert solcher Erfolge immer unsicher bleiben müssen. Erleichtet wird es heutzutage durch das Aufkommen der örtlichen und technischen Behandlungsmethoden, deren Wirkung und Erfolge auch dem Laien deutlich in die Augen springen; vorzugsweise danach pflegt nun der Arzt und sein Arbeitsgebiet beurteilt und eingeschätzt zu werden; dieser Umstand hat zum Emporkommen der Spezialärzte wesentlich beigetragen.

Viel schwieriger für den Laien zu beurteilen sind die anderen den Wert des Arztes bedingenden Eigenschaften: Gründlichkeit der Kenntnisse und der allgemeinen Bildung, Gewissenhaftigkeit, Fähigkeit und Trieb zum Erwägen und zum Nachdenken über den Einzelfall. Mancher Laie übersieht und verkennt durchaus die Bedeutung dieser Eigenschaften. Denn auch bei vorwiegend technischen Eingriffen kommt es nicht allein auf die Geschicklichkeit an, sondern ebensosehr auf die Abwägung der Notwendigkeit, auf die Auswahl der Methode, des Zeitpunktes der Behandlung. Wie vieler Überlegungen und Erwägungen es dazu bedarf, mit wieviel Mühe und Gewissenhaftigkeit diese angestellt sind, vermag der Laie nicht anders zu beurteilen als nach der ganzen Persönlichkeit und dem Charakter des Arztes.

Sollte also die Wahl des Arztes wesentlich eine Sache des Vertrauens sein, so wirken im praktischen Leben, wie oben gezeigt, doch eine Anzahl äußerer Momente mit; unter ihnen spielt für viele Fälle die Kostenfrage eine sehr wichtige Rolle.

Wirtschaftlich betrachtet ist der ärztliche Rat ein Gut, das man kauft, das in verschiedenen Preislagen zu haben ist. Bei jedem Kauf irgend eines Gutes, sei es nun eine materielle Ware oder ein Genuß, spielen aber subjektive Momente eine große Rolle: Erwägungen über die Dringlichkeit der Erwerbung, über den wahren Wert des Gutes für den Erwerber, über das Verhältnis dieses Wertes zu dem zu zahlenden Preise. Kommen diese Momente schon zur Geltung beim Kauf von Speise und Trank, wie viel mehr beim Kauf ärztlichen Rates. Die Kosten des letzteren müssen gegen die Stärke der subjektiven Beschwerden und gegen die Furcht vor dauerndem Schaden abgewogen werden. *Kosten des Arztes.*

Vor 25 Jahren noch hatte das jeder mit sich selbst abzumachen. Sicherlich hat das beim Bedürftigen und Minderbemittelten — freilich auch beim Geizigen — zur Folge gehabt, daß oft wichtige Krankheitszustände nicht rechtzeitig zur ärztlichen Kenntnis und Behandlung kamen. Gerade solche Überlegung hat zur Einführung der Krankenversicherung für die Minderbemittelten geführt, und gewiß sind durch diese viel mehr Krankheitsfälle als früher zur Behandlung und Heilung gekommen. Der Entschluß, *Krankenversicherung.*

irgend einer Befindensstörung nachzugehen, ist eben jetzt jedem Versicherten in hohem Grade erleichtert, denn Arzt- und Behandlungskosten erwachsen ihm im Einzefalle gar keine, vom Verdienstausfall wird ein Teil durch das Krankengeld ersetzt; den subjektiven Krankheitsempfindungen stehen also weniger korrigierende Momente entgegen. Deshalb wird notorisch für unbedeutende Leiden von den Versicherten viel mehr ärztliche Hilfe gesucht als von Leuten, die den Arzt bezahlen müssen. Dementsprechend werden die Ärzte viel häufiger in Anspruch genommen bei ungünstiger als bei günstiger wirtschaftlicher Konjunktur.

Durch diese Umstände ist nun das Verhältnis zwischen Arzt und Patienten wesentlich verschoben, der Arzt ist mehr als früher der Gefahr ausgesetzt, aus geringer oder nichtiger Veranlassung in Anspruch genommen zu werden („Bagatellkonsultationen" oder Konsultationen nur zu dem Zweck, ein Abführmittel oder dergleichen auf Kassenkosten verordnet zu erhalten). Der Arzt ist aber nicht nur deshalb, sondern aus Rücksicht auf die Kassenfinanzen häufiger als früher genötigt, die beklagten Störungen bezüglich ihres Maßes kritisch zu betrachten. Berief ihn früher das Vertrauen des Patienten nur zum sachverständigen Urteil über ihn selbst, so wird dem Arzt jetzt auch eine sachverständige Tätigkeit gegenüber der Kasse zugeschoben, ob und wie lange die bestehende Störung so erheblich ist, daß der Mann die Kasse in Anspruch nehmen darf; — der

Berater ist zugleich ein Stückchen Aufsichtsbeamter geworden. Die subjektiven Empfindungen objektiv richtig zu werten ist aber eine viel schwierigere Aufgabe, als der Laie gewöhnlich annimmt. Kranke und Gesunde unterscheiden sich nur in seltenen Fällen so scharf wie schwarz und weiß. Dazwischen gibt es viele Nuancen von Grau. Und zu entscheiden, auf welche Seite der einzelne zu plazieren ist, macht oft mehr Schwierigkeiten als die ärztliche Verordnung selbst. Aus diesem in der Natur der Sache begründeten Umstande entspringt ein großer Teil der Streitpunkte zwischen Ärzten, Patienten und Kassen.

Wie werden nun die Kassenärzte bestellt? Bei vielen Krankenkassen geschieht noch heute — ursprünglich war es ganz allgemein der Fall — die Besorgung der Kranken durch Ärzte, welche eine Pauschalsumme für jeden Versicherten erhalten; bei einer Minderzahl von Kassen sind die Ärzte gegen ein Fixum angestellt. Bei diesem Verfahren wird den Patienten ein Arzt oder in Städten eine beschränkte Zahl von Ärzten aufgezwungen; das persönliche Moment im Verhältnis zwischen Arzt und Patient wird ausgeschaltet. Wo mehr als ein Arzt zur Verfügung steht, wird bei gleicher Bezahlung der eine mehr in Anspruch genommen als der andere; der für jeden Menschen so mächtige subjektive Antrieb des Wettbewerbs fällt für den Arzt fort. Zugleich ergibt sich sehr leicht eine Überlastung der Ärzte, unter welcher ihre Leistungen leiden müssen, denn die Kassenvor-

Bestellung der Kassenärzte.

stände haben erfahrungsgemäß die Tendenz, möglichst wenig Ärzte anzustellen. Dieses System der fixierten Kassenärzte hat ferner den großen Nachteil, daß es für sie ein Monopol schafft, den anderen sowie neu hinzukommenden jüngeren Ärzten die Möglichkeit, zur Praxis zu gelangen, so gut wie abschneidet, und den Kassenvorständen durch die Monopolverleihung eine große Macht über die Gesamtheit der Ärzte in die Hand gibt.

Das gelegentlich vor Jahren auch ausgesprochene Verlangen nach gänzlicher Freiheit der Ärztewahl konnte aus verschiedenen, teils finanziellen, teils sachlichen Gründen nicht erfüllt werden. Denn eine gewisse Kontrolle sowohl über ihre Mitglieder, wie über die Ärzte muß um ihrer Existenz willen jede Krankenkasse ausüben. Die Ärzte waren die ersten, die dies erkannt und sich zu eigen gemacht haben.

So hat sich denn aus der Praxis das System der organisierten freien Arztwahl herausgebildet, bei welchem jeder im Kassenbezirke ansässige Arzt zur Behandlung der Kassenmitglieder zugelassen wird, sofern er sich gewissen Bedingungen unterwirft; diese werden durch Vertragsausschüsse vereinbart, an welchen Vertreter der Kasse und der Ärzteschaft gleichmäßig beteiligt sind. Für die Gesamtheit der ärztlichen Leistungen bezahlt die Kasse gewöhnlich eine nach der Kopfzahl berechnete Pauschalsumme, welche unter die Ärzte proportional den stattgehabten Leistungen des einzelnen verteilt wird.

Bei diesem System der organisierten freien Arztwahl ist das Verhältnis zwischen Kassenmitglied und Arzt noch am meisten demjenigen bei nichtversicherten Patienten genähert. Der Kranke hat die Wahl unter einer großen Anzahl von Ärzten; diese treten, wie in der freien Praxis, untereinander in eine Konkurrenz, an der sich zu beteiligen jedem frei steht. Mängel bleiben auch bei diesem System bestehen; für die Ärzte namentlich der, daß die Entschädigung für die Einzelleistung eine ganz unsichere ist, und es eigentlich eine **Versicherung der Kassenfinanzen auf Kosten der Ärzte** darstellt.

Da die Zahlung durch die Kasse geschieht, wird das persönliche Verhältnis zwischen Arzt und Patient gelockert und der überflüssigen Inanspruchnahme des Arztes nicht vorgebeugt. Das führt auch dazu, daß beim Pauschale die Entschädigung für die Einzelleistung sich fast durchweg so minimal gestaltet.

III.
Wirtschaftliche Verhältnisse der Ärzte und der Krankenversorgung.

Charitative kostenlose Hilfeleistung.

1. Die idealste Form ärztlicher Tätigkeit ist die freiwillige Raterteilung und Hilfeleistung ohne Entgelt als Äußerung des Mitgefühls und der Menschenliebe. Sie wird oft genug geübt im Kriege und bei Unglücksfällen; aber auch unter gewöhnlichen Verhältnissen gegenüber Unbemittelten oder momentan Hilflosen freiwillig durch einzelne Ärzte oder durch dauernde organisierte Einrichtungen: Krankenhäuser, Gratis-Polikliniken und Beratungsstellen. Diese werden von Stiftungen, religiösen Genossenschaften oder Behörden unterhalten. Die dabei tätigen Ärzte wirken bald freiwillig und ohne Entgelt, bald — bei stärkerer Inanspruchnahme — als Angestellte der Krankenhäuser.

So sind im Mittelalter die ersten Krankenhäuser (Lazarette) entstanden, so ist es, durch die Zeitverhältnisse modifiziert, mehr oder weniger bis heute geblieben, so ist das Publikum gewöhnt, für wohltätige Zwecke die kostenlose Hilfsbereitschaft der Ärzte als selbstverständlich vorauszusetzen, nicht selten freilich damit das Maß der Billigkeit überschreitend.

2. Außer Nächstenliebe und Mitleid gibt es aber für den Arzt noch ein zweites Motiv zu unentgeltlicher Tätigkeit; die Freude und das Interesse an seinem Berufe. Er steht damit übrigens nicht allein; bildende Künstler, Musiker, Schauspieler, Schriftsteller, aber auch manche Vertreter anderer geistiger Berufe folgen oft ebenso dem Triebe nach Betätigung, ganz abgesehen von dem dadurch erzielten Verdienst. *(Berufsfreudigkeit des Arztes.)*

Mancher Arzt verschafft sich die Möglichkeit zur praktischen Betätigung sogar mit finanziellen Opfern. Abgesehen von Laboratorien sind viele Privat-Polikliniken auf diese Weise entstanden; haben bei manchen wissenschaftliche Tendenzen mitgewirkt, so ist zuzugeben, daß bei anderen auch materielle Ziele im Hintergrunde gestanden haben und nicht selten auch erreicht worden sind.

3. In der Mehrzahl der Fälle muß aber der Arzt seine Tätigkeit üben als Erwerbsberuf. Dadurch wird das Verhältnis zwischen Arzt und Patient auf gegenseitige Leistung begründet und damit auf eine überall im praktischen Leben als zweckmäßig und haltbar erwiesene Basis gestellt. Daß es gute und minder gute, teuere und billige Ärzte gibt, liegt begründet in der menschlichen Natur und den aus ihr entwickelten gesellschaftlichen Verhältnissen. *(Honorierung des Arztes.)*

Aber derselbe Arzt läßt sich für dieselbe geleistete Hilfe oft sehr ungleich entlohnen mit Rücksicht auf die Vermögenslage des Patienten. Hier kommen eben die unter 1 und 2 erwähnten Momente mehr oder weniger zur Geltung, das charitative und die Freude an der Berufsarbeit.

Sehr oft freilich führt dieser Umstand zur Ausnutzung des Arztes durch den Patienten, weil die Vermögenslage nicht klar zutage liegt, oder weil sie absichtlich verschleiert wird, manchmal auch, weil die Leistung des Arztes vom Patienten in gutem Glauben, aber irrtümlich zu niedrig eingeschätzt wird. Letzteres kam namentlich früher gegenüber Hausärzten mit fixiertem Jahreshonorar vor.

Herabdrückende Momente. Tatsächlich ist der Ausfall an verdienten Honoraren wohl bei keinem Berufsstande so groß wie bei dem ärztlichen, zumal die traditionelle Sitte dem Einklagen geschuldeter Honorare entgegen stand. Durch die bittere Notwendigkeit sind in den letzten Jahrzehnten die Ärzte von dieser Zurückhaltung freilich etwas abgedrängt worden, seit das Verhältnis zwischen Arzt und Patient sich weniger persönlich gestaltet hat, seit ein großer Teil des Publikums die ärztliche Leistung eben nur als Ware betrachtet, die man wie andere Waren möglichst billig zu erlangen suchen darf.

Die kostenlosen Beratungsstellen, die charitativen Krankenhäuser, welche doch für Arme und Unbemittelte bestimmt waren (aber, wie wir sehen werden, auch viele der öffentlichen kommunalen Krankenhäuser), leisteten der mißbräuchlichen Ausnützung der ärztlichen Tätigkeit häufig Vorschub, dadurch, daß sie auch bessergestellten Patienten zugänglich wurden. In gleicher Weise wirkten oft die zu Lehrzwecken dienenden Universitätskliniken und -polikliniken größerer Städte, sowie manche Privatpolikliniken. Freilich wurde das Publikum zum Besuche dieser Anstalten außer durch das Motiv der Geldersparnis auch durch das, häufig berechtigte, Vertrauen auf besonders gründliche Untersuchung und moderne Behandlungsmethoden mit angezogen. Es liegt auf der Hand, daß alle solche Gelegenheiten kostenloser oder billiger ärztlicher Hilfe nicht nur die Preise, sondern die Wertschätzung ärztlicher Arbeit überhaupt herabdrücken müssen.

Den größten Umschwung in dem wirtschaftlichen Verhältnis der Ärzte hat das **Krankenversicherungsgesetz** gebracht. Durch dasselbe werden die Versicherten in Gruppen von einigen Hundert bis zu vielen Zehntausenden in sogenannten **Krankenkassen** zusammengefaßt, welche deren Interessen bezüglich Behandlung, Versorgung usw. vertreten, welche also auch mit den Ärzten darüber verhandeln. Wirtschaftlich war früher das Verhältnis des kassenfreien Patienten zum Arzt das von Person zu Person, wie zum Handwerker, zum Schneider oder Schuster. Ganz anders bei den Kassenmitgliedern. Die Kasse ist eine organisierte Unternehmung, welche ihre Mitglieder zu einer großen kompakten Masse vereinigt. Diese ist dem Arzte gegenüber die Arbeitgeberin. Sie ist ihm wirtschaftlich um so mehr überlegen, je kapitalkräftiger, d. h. je mitgliedreicher sie ist. Manche Krankenkassen, z. B. die der großen industriellen Betriebe, sind an sich schon sehr umfangreich; viele Kassen des deut-

[Randnotiz: Krankenversicherungsgesetz.]

schen Reiches haben sich zu lokalen und zentralen Kassenverbänden vereinigt, nicht anders wie Bergwerks-, Hütten- und Eisenbahngesellschaften, zwecks Erhöhung ihrer Macht. Preisdrückerei, Ausnutzung der Lokalkonjunkturen und der Notlage des einzelnen Arbeitnehmers kommen auf dem Gebiete des Kassenwesens ebenso vor, wie in großen Fabrik- und Bergwerksbetrieben. Dem Trust der großen Unternehmer und Arbeitgeber gegenüber ist der einzelne Arbeitnehmer eben im Nachteil.

Welche enorme wirtschaftliche Macht diese Kassen in Händen haben, ergibt sich aus folgendem:

Nach dem bisher geltenden Gesetze waren versicherungspflichtig durchweg alle in dauerndem Arbeitsverhältnis stehenden Arbeiter in der Industrie, dem Handel und dem Handwerk, ferner die denselben in sozialer Beziehung ungefähr gleichstehenden gewerblichen Beamten, welche nicht mehr als 2000 Mark Jahresgehalt bekommen.

Zahl der Versicherten. Nach der neuen Fassung des Gesetzes, welches 1914 in Kraft treten wird, unterliegen der Versicherungspflicht:

1. Alle Arbeiter, Gehilfen, Gesellen, Lehrlinge, Dienstboten und Hausgewerbetreibenden (inkl. Landarbeiter), insoweit sie gegen Entgelt beschäftigt werden, ohne Rücksicht auf die Höhe des Entgeltes.

2. Werkmeister und ähnliche Angestellte, Handlungsgehilfen und -lehrlinge, Apothekergehilfen und -lehrlinge, Lehrer und Erzieher, Bühnen- und Or-

chestermitglieder, sowie Schiffer, solange ihr Jahresarbeitsverdienst 2500 Mark nicht übersteigt.

3. Das Recht zur freiwilligen Versicherung haben diese Personen solange, bis der „Kassenvorstand glaubhaft erfährt", daß ihr Einkommen 4000 Mark übersteigt. Auch Betriebsunternehmer, die nicht mehr als zwei Hilfspersonen beschäftigen und nicht mehr als 2500 Mark Gesamteinkommen haben, sowie Familienangehöige des Arbeitgebers, die ohne Entgelt in seinem Betriebe tätig sind, haben ebenfalls das Recht, freiwillig in die Versicherung einzutreten.

Die amtlichen Statistiken ergeben nun, daß ein Einkommen bis 2500 Mark haben:

	von eingeschätzten Personen	bleibt Rest
In Preußen[1]	94,4 %	5,6 %
Im Königreich Sachsen[2] . .	93,0 %	7,0 %
Im Großherzogtum Sachsen-Weimar[3]	92,3 %	7,7 %

Danach sind in Preußen, Sachsen, Sachsen-Weimar, 92 bis 94 % der Zensiten versicherungspflichtig und bleiben nur 6 bis 8 % für die freie Praxis übrig[4].

---

[1] Ärztl. Vereinsbl. 1910. Nr. 763. S. 415. — Preuß. Statist. Jahrbuch 1909. S. 245.

[2] Ärztl. Vereinsbl. 1910. Nr. 767. S. 482.

[3] Pfeiffer, Ärztl. Mitteilungen 1910. Nr. 32. S. 632.

[4] Allerdings sind die steuerlich nicht veranlagten Angehörigen hierin nicht mit verrechnet; da diese aber in die Versicherung eingeschlossen werden dürfen und tatsächlich sehr oft eingeschlossen werden, da es ferner bei dieser Betrachtung auf die Zahlungsfähigkeit ankommt, bleiben die obigen Zahlen nicht nur für den Prozentsatz der Zensiten, sondern auch für den der Bevölkerung zutreffend.

Für das Königreich Sachsen sind diese Dinge noch spezieller berechnet; hier haben ein Einkommen bis 2500 Mark

	von eingeschätzten Personen	bleibt Rest
in 34 größeren Städten	89,8 %	10,2 %
in 1000 kleineren Städten	93,5 %	6,5 %
in 3025 Landgemeinden	96,2 %	3,8 %

Danach bleiben in den Städten nur 10,2 %, auf dem Lande nur 3,8 % für die Praxis übrig; in den ländlichen Bezirken von Westfalen stellt sich dieser Rest auf 4 %, in denen von Ostpreußen auf 2 %[1]).

Dazu kommt, daß das Recht zum Eintritt in die Versicherung und zur Fortdauer derselben (s. o.), den Kreis der Versicherten in unbestimmter Weise vergrößert.

Die Zahl der Versicherten betrug 1910 rund 14 Millionen[2]), für das Inkrafttreten des neuen Gesetzes wird sie offiziell auf 20 Millionen geschätzt. In den Kassen organisiert diktieren diese ihre Preise den Ärzten, denen das Feld anderweitiger freier Betätigung auf ein Minimum, auf 2 bis 8 % ihres ehemals freien Gebietes beschränkt ist — eine Unterjochung mit Hilfe des Staates, wie sie keinem anderem Stande gegenüber stattgefunden hat.

Viele der Kassen finden eine weitere wesentliche wirtschaftliche Stütze ihrer Macht in den industriellen Großbetrieben, von welchen sie eingerichtet sind.

Entlohnung der Ärzte. Als Beispiel für den Preisdruck mögen folgende Zahlen dienen.

---

[1]) Ärztl. Vereinsbl. 1910. Nr. 768. S. 502.
[2]) Statist. Jahrbuch für das Deutsche Reich 1912. S. 372.

Nach dem statistischen Jahrbuch des Deutschen Reiches 1907 betrug 1900 bei 9 Millionen Krankenkassenmitgliedern das ärztliche Jahreshonorar pro Kopf 3,6 Mark; bei einem (nicht berechneten) Teil der Mitglieder wurden dafür auch noch die Angehörigen mitbehandelt. Als Durchschnittshonorar kommen nach der Reichsstatistik 50 Pf. auf den Krankenbesuch, 17 bis 20 Pf. auf die Konsultation im Hause; es kommen aber auch Zahlen bis zu 10 Pf. herunter vor.

In Frankfurt a. M. betrug 1912 bei der größten Krankenkasse das Honorar für die einzelne Leistung des Arztes bei den Mitgliedern 53 Pf., bei der Familienversicherung 51 Pf.

Dabei war der Minimalsatz für den ärztlichen Besuch **2 Mark, für jeden folgenden 1 Mark nach der preußischen Medizinaltaxe von 1815 (!), die 1896 mit demselben (!) Minimalsatz erneuert wurde.**

Auf wie bescheidenem wirtschaftlichem Niveau die Ärzte überhaupt stehen, zeigen folgende Zahlen[1]). Es hatten ein

Jahreseinkommen		von der Gesamtzahl der Ärzte		
unter 5000 M.		45%	} in Schleswig-	
,,	7000 M.	66%	} Holstein	1)
unter 5000 M.		47%	{ in Brandenburg- Berlin	2)
unter 4300 M.		33%	} im Königreich	
,,	7300 M.	55%	} Sachsen	2)

Dabei liegen den Zahlen 1) nur die Einnahmen aus der Praxis, den Zahlen 2) das versteuerte Einkommen (also inklus. desjenigen aus Privatvermögen von Mann und Frau) zugrunde. Diese Verhältnisse haben sich in den letzten Jahren sicherlich noch verschlechtert.

Daß gegen diesen gewaltigen Druck der arbeitgebenden Kassen die Arbeitnehmer, die Ärzte, sich

---

[1]) Plaut, Der Gewerkschaftskampf der deutschen Ärzte. Karlsruhe 1912. Braunsche Hofbuchdruckerei. S. 50.

wehrten, sich ebenfalls zusammentaten und organisierten (in dem Leipziger Verbande zur Wahrung ihrer wirtschaftlichen Interessen) ist die natürliche Reaktion, die Notwehr gegen Vergewaltigung, gegen die drohende Vernichtung jeglicher eigenen Bewegung und Selbstbestimmung.

Nur mäßig sind bis jetzt die Erfolge des Verbandes, denn nur nach und nach kam den Ärzten die Erkenntnis der Gefahr und der Not, und die Behörden betrachteten den Verband mit Mißtrauen, in merkwürdiger Verkennung der Gefahr, welche nicht nur den Ärzten, sondern dem Staat von der Lawine des Kassenswesens droht. Ohne den Widerstand des Leipziger Verbandes würden die Ärzte noch mehr als geschehen unter die Füße getreten sein; daß dieser im einzelnen auch mal Fehler gemacht hat ist natürlich, im Kampf unvermeidlich, weil menschlich.

<small>Weitere Folgen der Versicherungsgesetze.</small> Aber die staatliche Krankenversicherung hat auch noch nach anderer Richtung schädlich gewirkt. Für die wirtschaftlich Schwachen berechnet, hat sie diese anspruchsvoll gemacht und daran gewöhnt, die ärztliche Hilfe und Krankenpflege gegen unterwertigen Entgelt zu erlangen. Dazu hat sie die Grenze für den Eintritt in die Versicherung nicht scharf gezogen, sondern (s. o. Nr. 1 und 3) auch besser gestellten Personen das Recht zum Eintritt erteilt; es sind recht schlagende Fälle bekannt, daß und wie dieses Recht oft durch ganz wohlhabende Leute mißbraucht wird. Damit ist ein Beispiel und Anreiz gegeben, daß auch

für den Mittelstand in Sanitätsvereinen u. drgl. die Krankenversicherung organisiert wird — dem Vorbild folgend, mit minderwertigem Entgelt an die Ärzte.

Wenn infolge hervorragender Leistungen, persönlicher Eigenschaften oder besonderer Umstände, wie früher, so auch jetzt, einzelne Ärzte noch bedeutende Einnahmen haben, so ist das durchschnittliche Niveau für den ärztlichen Stand doch stark herabgedrückt. Das kann auf die Dauer nicht ohne Einfluß auf die soziale Stellung und weiterhin auf das Können und — wegen des Konkurrenzkampfes — auf die ethischen Eigenschaften des Ärztestandes bleiben. Diese beiden aber auf einer gewissen Höhe zu erhalten liegt sicherlich im Interesse des Staates wie der Gesellschaft.

Noch übt das interessante Fach der Medizin seine Anziehungskraft auf die Studierenden aus, so sehr sogar, daß für die nächsten Jahre ein Überfluß an Ärzten in Aussicht steht; das wird zunächst die Konkurrenz steigern, das wirtschaftliche Verhältnis noch mehr verschlechtern, dann aber die angedeuteten üblen Folgen um so schlagender in die Erscheinung treten lassen.

IV.
Die Bedeutung der Krankenhäuser.

Im Mittelalter wurden die ersten Krankenhäuser hauptsächlich für Ortsfremde und Obdachlose, dann für ansteckende Kranke durch fromme Stiftungen oder durch religiöse Genossenschaften errichtet. Dazu kamen später Krankenhäuser von Gemeinden und Korporationen für ihre Mitglieder. Häufig dienten diese zugleich dem Unterricht an den Universitäten und Medizinschulen, wenn nicht besondere Anstalten dafür eingerichtet waren.[1])

Oben wurde gezeigt, wie in den letzten Jahrzehnten einerseits die Entwickelung der praktischen Medizin, anderseits soziale Gründe, namentlich aber die Versicherungsgesetze zur Entstehung zahlreicher neuer Krankenhäuser den Anstoß gegeben haben. Am häufigsten wurden dieselben von Kommunen und Kommunalverbänden errichtet, da diese für ihre Hilfs-

---

[1]) Für die Universitätskliniken können die nachstehenden Erörterungen deshalb nicht (höchstens teilweise) gelten, weil durch die ihnen obliegenden Lehr- und Forschungsaufgaben die Bedürfnisse der Krankenhäuser als solcher wesentlich modifiziert und kompliziert werden.

bedürftigen zu sorgen hatten. Diese Krankenhäuser nahmen aber gegen Bezahlung auch die zuströmenden Kassenkranken auf. Dazu kommen die Privatkrankenhäuser und Sanatorien. Zahl und Umfang der neuentstandenen Krankenhäuser ist so groß, wie es vor einem Menschenalter kaum zu ahnen war.

Folgende Zahlen erläutern dies: an allgemeinen Heilanstalten gab es im Deutschen Reich[1]):

	Zahl der Anstalten		Bettenzahl (rund)		Verpflegte Kranke (rund)	
	öffentl.	privat	öffentl.	privat	öffentl.	privat
1877	1506	316	62 000	10 000	356 000	50 000
1885	1706	458	75 000	18 000	502 000	93 000
1907	2222	1577	138 000	85 000	1 018 000	596 000

In 30 Jahren hat sich also die Zahl der Betten in den öffentlichen Heilanstalten mehr als verdoppelt, in den privaten verachtfacht; die Zahl der Krankenhäuser ist also viel weniger gestiegen als die Bettenzahl (besonders in den öffentlichen Anstalten), d. h. alle Anstalten, besonders aber die letzteren, haben an Umfang zugenommen.

Für Preußen finden sich nach dem Statistischen Jahrbuch für den preußischen Staat (I. 1903 S. 311 u. X. 1912 S. 388):
Allgemeine Heilanstalten

	Anstalten	Betten (rund)	Verpflegungstage	Auf 10 000 Einwohner	
				Betten	Verpflegte
1901	1943	107 000	24,9 Mill.	31,2	220,1
1905	2333	131 000	27,0 ,,	35,7	270,5
1910	2314	160 000	38,3 ,,	40,6	329,2

In 9 Jahren hat also die Zahl der Betten viel mehr zugenommen als die der Anstalten. Die Verpflegungstage sind etwa in demselben Verhältnis gestiegen wie die Betten. Auf die gleiche Einwohnerzahl berechnet hat die Zahl der Betten

---

[1]) Statistisches Jahrbuch für das Deutsche Reich 1909. S. 398 u. 1911.

etwa um ein Drittel, die der Verpflegten um etwa die Hälfte zugenommen; die Verpflegungszeit der einzelnen Kranken hat also abgenommen.

Da in den Krankenhäusern vorzugsweise die Gelegenheit zu wissenschaftlicher Beobachtung und zur Ausbildung neuer Behandlungsmethoden gegeben ist, liegt auch hierin ein Motiv, sie einzurichten und im Wettbewerb mit anderen sie möglichst gut auszustatten. So anerkennens- und dankenswert dies auf der einen Seite ist, so dürfen die Schattenseiten dieses Entwickelungsganges doch nicht verkannt und verschwiegen werden.

Überspannung der Krankenhäuser.

Vielfach ist man namentlich bei den öffentlichen Krankenhaus-Bauten und -Betrieben über das Maß des Verständigen und wirklich Notwendigen hinausgegangen, hat sich, verführt durch die Gunst der allgemeinen Wirtschaftslage von dem Strom der Zeit fortreißen lassen, hat z. B. für Schwer- und Leichtkranke keinen Unterschied in der Versorgung und Unterbringung gemacht. Dadurch sind vielerorts die Kosten von Krankenhaus-Anlagen, -Verwaltung und -Betrieben nicht nur dem Maße des notwendigen Fortschritts entsprechend, sondern erheblich darüber hinaus gesteigert worden.

Der oft gehörte Satz: „Für den Kranken ist das Beste gerade gut genug" ist nur soweit berechtigt, als er ausdrückt, daß man zur Herstellung der Gesundheit kein Mittel scheuen soll. Auch der Begriff des „Besten" ist relativ. Es ist einmal nicht anders in der Welt, als daß sich jeder nach seiner Decke zu strecken hat, der Kranke so gut wie der Gesunde. Nur in wenigen, sehr schweren Zuständen ist es gerechtfertigt, vorübergehend zur Beseitigung einer Krankheit darüber hinauszugehen. Den obigen Satz aber ganz allgemein hinzustellen, entspringt einer Mischung von Sentimentalität und Renommage und ist vorzugsweise bei solchen Leuten beliebt, welche für die Aufbringung der Kosten weder einzustehen noch sich den Kopf zu zerbrechen haben.

Die Einnahmen der öffentlichen Krankenhäuser haben aber nur selten Schritt mit den Ausgaben gehalten. Von früher her waren die Kommunen an erhebliche Zuschüsse zum Krankenhausetat gewöhnt; sie gehörten eben zur Armenlast. Durch die Versicherungsgesetze ging nur ein Teil der früher als Kommunalarme verpflegten Personen an die Kassen über. Anscheinend deshalb blieb den Kassen in den Augen der Kommunalbehörden noch bis zu einem gewissen Grade der Begriff der Unterstützungsbedürftigkeit anhaften und man beanspruchte nicht von vornherein den vollen Ersatz der für die Kassenkranken aufgewendeten Kosten. Mochte das im Anfang des Versicherungswesens als Übergang eine gewisse Berechtigung haben, so ist dieser Standpunkt auf die Dauer nicht haltbar, zumal bei dem enormen Umfang, den die Krankenversicherung jetzt erreicht hat. Der Sinn der Versicherung ist doch der, daß durch gemeinsame Beiträge der Arbeitnehmer und -geber ersteren eine geordnete Krankenfürsorge zuteil werde, eine Almosengenossenschaft sollten die Krankenkassen niemals sein. Sie wollen es nicht, sie können es aber auch nicht, weil niemand da ist, der diese enormen Almosen aufbringen könnte.

1907 betrugen in 16 großen städtischen Krankenanstalten Deutschlands[1]) für je einen Kranken-Verpflegungstag (ohne bauliche Unterhaltung und Schuldendienst) die Ausgaben 2,59 bis 6,47 M., die Einnahmen aus der Krankenpflege 1.05 bis 3,35 M.

Daraus ergibt sich überall ein großes Defizit, — in verschiedenen Orten von verschiedener Größe. Der Zuschuss, den die Städte für den einzelnen Verpflegungstag zu leisten hatten, bewegte sich zwischen 0,05 bis 3,52 M. So wurden von den durchschnittlichen Ausgaben durch die durchschnittlichen Einnahmen gedeckt in

Nürnberg	98 %	Hamburg	53 %
Magdeburg-Altstadt	79 %	Schöneberg	46 %
Krefeld	65 %	Frankfurt a. M.	39 %
Düsseldorf	56 %		

Bestimmend für die Bilanz ist einerseits die Art des Krankenhausbetriebes, anderseits die Höhe der Verpflegungssätze; ins Gewicht fallen durch die große Zahl namentlich die der III. Klasse, die übrigens häufig für die Krankenkassen noch eine besondere Ermäßigung erfuhren.

In Nürnberg mit der günstigsten Bilanz beträgt der Verpflegungssatz für Kassenmitglieder pro Tag 3 M., in Frankfurt mit der ungünstigsten Bilanz ist er am niedrigsten: 2 M. (jetzt 2,10 M.), d. i. 3,3 M. unterhalb des Selbstkostenpreises für den Verpflegungstag.

---

[1]) Siehe O. Most, Mitteilungen zur Statistik der Stadt Düsseldorf, Nr. 6. 1909.

Der Zuschuß, welchen die Städte für ihre Krankenhäuser (ohne bauliche Unterhaltung und Schuldendienst und abgesehen von den Erstattungen der Armenverwaltung) auf diese Weise im Jahre zu leisten hatten, betrug in

	1907[1])	1911[2])
Magdeburg	186 000 M.	
Düsseldorf	507 000 ,,	
Köln	752 000 ,,	1 021 000 M.
Frankfurt	785 000 ,,	1 223 000 ,,
Hamburg-Eppendorf	1 196 000 ,,	

Diese Beträge müssen von der Gesamtheit der Steuerzahler aufgebracht werden und zwar für Kranke, welche als unterstützungsbedürftig weder angesehen werden sollen noch wollen, — die aber die billige Verpflegung natürlich nehmen, wenn sie können. Ganz ähnlich liegen die Verhältnisse bei den meisten Kreiskrankenhäusern.

Die Verpflegungssätze der großen städtischen Krankenhäuser sind nun natürlicherweise maßgebend für die anderen öffentlichen Anstalten der gleichen Stadt und der Nachbarschaft (Stiftungs-, Genossenschafts- und ähnliche Krankenhäuser). Diese müssen, um Patienten zu bekommen, notgedrungen ebenso billig arbeiten und ebenso zusetzen, und zwar aus Kapitalien, die zu ganz anderen Zwecken bestimmt sind. Das ist ein ungesunder und auf die Dauer unhaltbarer Zustand,

Druck auf die anderen Krankenhäuser.

---
[1]) Siehe Most l. c.
[2]) Nach den betr. Jahresberichten.

auf den die Öffentlichkeit aufmerksam gemacht werden muß. Die falsche Krankenhauspolitik ist für viele Städte eine der Ursachen für die abnorme Höhe der Kommunalsteuern; sie schädigt indirekt auch die Zwecke und die Arbeit gemeinnütziger Stiftungen. Die schädlichen Folgen dieser Politik erstrecken sich aber noch weiter. Bei der Entwickelung, welche die praktische Medizin und die Krankenbehandlung genommen hat, sind Krankenhäuser ein so weitgehendes Bedürfnis für alle sozialen Schichten, daß es sich durch öffentliche Anstalten auch für die Kassenkranken auf die Dauer nicht wird befriedigen lassen. So drängt alles, noch mehr als bisher geschehen, auf die Errichtung von Privat-Krankenhäusern und Sanatorien, sei es durch einzelne Personen oder Vereine. Die Errichtung solcher auf gesunder wirtschaftlicher Basis ist aber unmöglich gemacht, solange die öffentlichen Krankenhäuser in der oben geschilderten Weise die Preise unterbieten, und doch würde die Errichtung solcher Anstalten eine gesunde Konkurrenz auch für die öffentlichen Krankenhäuser sein.

Andere schädliche Folgen der zu niedrigen Verpflegungssätze. Eine weitere Folge der zu niedrigen Verpflegungssätze ist noch diese: Sie befördern die überflüssige Inanspruchnahme der Krankenhäuser durch Patienten, welche Spitalbehandlung eigentlich nicht nötig haben; bei höheren, angemessenen Sätzen würden die Kassen viel mehr Interesse daran haben, solche Patienten fernzuhalten.

Aus den verschiedensten Gründen, aus Rücksicht

auf die städtischen Finanzen — aus Gerechtigkeits- und Billigkeitsgründen und zur Vermeidung unlauteren Wettbewerbs ist es also nötig, daß die Verpflegungssätze aller Kranken, auch der Kassenkranken, den aufgewandten Selbstkosten des Krankenhauses entsprechen.

Durch welche Mittel letztere auf einem sachlich richtigen Maß zu halten sind, ist eine andere, oben schon zum Teil gestreifte Frage.

In Frankfurt a. M. hat der ärztliche Verein folgenden Antrag an den Magistrat gerichtet: „Es möge den Privatspitälern, die unter denselben Zahlungsbedingungen wie das städtische Krankenhaus den Patienten der III. Verpflegungsklasse freie Arztwahl gestatten, bei Benutzung durch ortsansässige Kranke (Selbstzahler wie Mitglieder der Krankenkassen) pro Verpflegungstag ein Beitrag von 1,50 M. gewährt werden." Der Antrag ist von prinzipiellem Interesse, denn er ist die logische Konsequenz des Unterbietungssystems, welches in den niedrigen Verpflegungssätzen der städtischen Krankenhäuser liegt und ist ein Beweis für dessen Unhaltbarkeit. Eigentlich hätte ein Zuschuß von 3,3 M. gefordert werden müssen. (S. S. 36.) — Die Entscheidung über den Antrag steht noch aus.

Noch etwas anderes muß gesagt werden: Im gewöhnlichen Sinne ist ärztliche Behandlung nur die persönliche Ausübung einer Kunst. Bei der Krankenhausbehandlung kommen zu dieser noch die Leistungen für den materiellen Unterhalt des Kranken hinzu, die in Geldeswert leichter abschätzbar sind und darin viel schwerer wiegen als erstere. Braucht schon für das alles zusammen so wenig von Kassen und Patienten bezahlt zu werden, so wird der Wert der ärztlichen Leistung — hierbei wie überhaupt — nur um so mehr herabgedrückt.

Eigene Kassenkrankenhäuser. Man hat es bisher für gegeben und selbstverständlich gehalten, daß die Kassenkranken in kommunalen Krankenhäusern verpflegt werden. Dazu sind, meiner Ansicht nach, die Kommunen aber durchaus nicht verpflichtet; — moralisch wären sie es vielleicht gewesen, so lange bis die Kassen sich eigene Krankenhäuser eingerichtet haben würden. Das ist bisher noch nirgends geschehen; nur soll man es von ihnen verlangen.

Existieren solche Krankenhäuser erst, so werden manche von den nachteiligen Folgen des Krankenversicherungsgesetzes sich von selbst korrigieren.

V.
Rückblick.

Aus den bisherigen Darlegungen ergibt sich, daß während des letzten Menschenalters die Stellung der Medizin zum öffentlichen Leben wie zum Leben des einzelnen eine außerordentliche Veränderung erfahren hat. Einmal ist dies herbeigeführt durch die Fortschritte der medizinischen Wissenschaft selbst und die dadurch bedingte Änderung in der Ausübung der medizinischen Praxis: (Spezialisierung, technische Methoden, Krankenhaus- und Sanatorienbehandlung), zweitens ist diese Veränderung bedingt durch soziale Verhältnisse, durch den gesteigerten Verkehr, durch die größere Verbreitung allgemeiner Bildung, durch die Zunahme der Wohlhabenheit und der Ansprüche an die Leistungen der Ärzte und der Krankenpflege. Beide Momente haben sowohl das Verhältnis der Ärzte zum Publikum wie die Art der Krankenbehandlung wesentlich umgestaltet.

Um dieselbe Zeit, wo dieser Umschwung sich vollzog, kam nun noch ein drittes Moment dazu, die soziale Gesetzgebung. Mit ihr griff der Staat in Verhältnisse ein, die bis dahin der freien Entwicklung überlassen gewesen waren. Aus dem Ineinandergreifen aller dieser so verschiedenen Kräfte ist nun eine äußerst komplizierte soziale Bewegung hervorgegangen, deren einzelne Wellen sich miteinander kreuzen, die erst langsam abklingen wird und deren Ende noch nicht abzusehen ist. Die Krankenhilfe, früher in der Hauptsache eine Aufgabe der Wohltätigkeit, ist vom Staat in weitem Umfange gesetzlich geregelt, freilich ohne daß damit die alte Auffassung ganz von der Bildfläche verschwunden wäre, beim Publikum wie bei den Behörden; neben der geschäftlichen Ordnung der Dinge kommt der charitative Gedanke auch jetzt noch vielfach zum Vorschein und zur Geltung. Aber charitative Arbeit, die einst für Tausende geleistet werden konnte, wird unmöglich, wo es sich um Millionen von Menschen handelt.

Die nun enstandenen Mißstände und Mängel sind teils unausbleibliche Folgen des neuen Zustandes, teils Übergangserscheinungen.

Das Verhältnis des Arztes zum Patienten, seiner Natur nach persönlich und frei, wird jetzt schematisch und bureaukratisch bestimmt, und das um so mehr, je mehr der Großbetrieb in den Kassen durchgeführt wird. Bei den Versicherten fördert das die Wehleidigkeit und Begehrlichkeit, die Ärzte drängt es zum handwerksmäßigen Betrieb. Ein Teil dieser Schäden kann durch die organisierte freie Arztwahl ausgeglichen werden.

Die materielle Existenz der Ärzte ist durch die Versicherungsgesetzgebung schwer bedroht, ihre jetzige Entlohnung jedenfalls zu gering und auf die Dauer unhaltbar.

Wahrscheinlich wird und muß es mit der Zeit doch zur Bezahlung der Einzelleistung des Arztes durch die Kassen kommen — am besten unter teilweiser Heranziehung des Patienten selbst(!). Damit würde man dem natürlichen Verhältnis am nächsten kommen und zugleich manche Auswüchse des jetzigen Systems beseitigen.

Die Krankenversicherung ist ein soziales Experiment; seine Folgen sind viel größer und bedeutungsvoller, als die Gesetzgeber voraussehen konnten; ein ähnliches Experiment auf dem Gebiete materieller Leistungen, etwa im Gebiete der Nahrungsmittelversorgung zu machen, hat der Staat sich wohl gehütet; er würde den Mißerfolg bar zu bezahlen gehabt haben. Hier wurden nur die Ärzte an die Wand gedrückt, indem man den einen Kontrahenten des Arbeitsvertrages, die Arbeitgeber, das große Publikum, organisierte. Dies war das Gegenteil von dem gewöhnlichen natürlichen Verlauf der Dinge, wo die Arbeitnehmer als die Schwächeren mit der Organisation anzufangen pflegen. Als die Ärzte aus Notwehr sich ebenfalls organisierten, stellten die Behörden sich ihnen ablehnend gegenüber. Das entsprach nicht der Billigkeit, denn wenn im Streite der Meinungen und Interessen von ärztlicher Seite auch hie und da gefehlt sein mag, mit den Maßlosigkeiten der Ansprüche und der Kampfesweise der Gegenseite waren diese Fehler nie zu vergleichen.

Freilich vertraten die Ärzte durch den Leipziger Verband zunächst wirtschaftliche und damit persönliche Interessen, neben und hinter diesen stehen aber, wie so oft im öffentlichen Leben, auch allgemeine Interessen; eine Herabdrückung des Ärztestandes, eine Deterioration der Ärzte kann der Staat nicht wünschen; diese bereitet sich aber vor mit der herannahenden materiellen Not, denn die Leistung entspricht einmal in der Welt dem Lohn, zumal bei Leistungen, die so persönlich und so sehr Vertrauenssache sind wie die des Arztes. Der Staat hat aber auch ein direktes und unmittelbares Interesse an einem hohen Niveau der Ärzte, wegen der auf ihnen lastenden Verantwortung und weil er für seine eigenen Zwecke so vielfach ihrer Mitarbeit bedarf.

Eine nicht notwendige Folge der Krankenversicherung — und auch nur zum Teil durch sie bedingt — sind nach meiner Ansicht die Lasten, welche vielen Kommunen und Stiftungen aus der Defizitwirtschaft der Krankenhäuser erwachsen. Daß sie nicht in der Natur der Sache begründet und daß sie vermeidbar sind, beweist das Beispiel von Nürnberg. Zur Beseitigung dieses Übels müssen einerseits die Ansprüche reduziert, die Verwaltung vereinfacht und die Ausgaben auf ein vernünftiges Maß beschränkt, dann aber die Verpflegungssätze auch auf eine den wirklichen Aufwendungen entsprechende Höhe gebracht werden. Bei Behörden wie beim Publikum spielt, den Ärzten wie den Krankenhäusern gegenüber, vielfach, bewußt oder unbewußt, noch der Nebengedanke der Wohltätigkeit mit, solche aber an den ungeheuren Massen der Versicherten zu üben ist eine bare Unmöglichkeit. Die Krankenkassen müssen den Charakter der Almosengenossenschaft verlieren, der ihnen, im Widerspruch zu dem bei ihrer Schaffung beabsichtigten Zweck, bisher noch mehr oder weniger anhaften geblieben ist.

Als der Staat erkannte, daß für die Krankenversorgung die Charitas nicht genüge, hat er an ihre Stelle die Justitia gesetzt. In der Ausführung ist aber **die Charitas vielfach zur Sklavin der Justitia gemacht** und mißbraucht worden, um Blößen derselben zu decken. Das kann der Staat nicht wollen und darf es auch nicht dulden. **Die Charitas muß frei sein**; es bleiben ihr noch genug Aufgaben zu erfüllen, unter andern auch diejenige, solche Lücken, welche dem unvermeidlich starren Schema der Justitia anhaften, **freiwillig (!) und nach ihrem eigenen Ermessen** auszufüllen.

Ich glaube gezeigt zu haben, daß die Umwälzungen, welche sich in der Ausübung der praktischen Medizin vollzogen haben, von weitergehendem Interesse sind, eben als ein Ausschnitt aus dem Wandelbilde der stetig fortschreitenden sozialen Entwicklung und Umwälzung. Bei der Lebhaftigkeit, mit welcher die Veränderungen auf diesem Gebiete in der letzten Zeit sich vollzogen haben, ziehen sie weite Kreise in Mitleidenschaft und verdienen allgemeine Aufmerksamkeit; sie geben Lehren und Ausblicke für die Zukunft, auch auf anderen Gebieten des sozialen Lebens.

Meine Darlegungen mußten sich im wesentlichen auf die bisherigen Erfahrungen stützen. Die Folgen, welche die neue Reichsversicherungsordnung vom 1. Januar 1914 ab sonst noch zeitigen wird, lassen sich nur ahnen, sicherlich werden ihre Wirkungen höchst einschneidende sein.[1])

---

[1]) Dasselbe Experiment wie Deutschland vor 25 Jahren macht jetzt England mit der Einführung von Versicherungsgesetzen. Dort zeigen sich und drohen ähnliche Folgen wie bei uns. Einen Teil derselben bespricht ein bemerkenswerter Artikel der Edinburgh Review (July 1913): „National Insurance and National Character".

Verlag von Julius Springer in Berlin.

Ärztliches Recht. Unter besonderer Berücksichtigung deutschen, schweizerischen, österreichischen und französischen Rechtes. Von Dr. J. R. Spinner, Rüschlikon-Zürich.
Erscheint im Herbst 1913.

Leben und Arbeit. Gedanken und Erfahrungen über Schaffen in der Medizin. Von Prof. Dr. W. A. Freund. Mit 10 Abbildungen und dem Bildnis des Verfassers. 1913.
Preis M. 5,—; in Leinwand gebunden M. 5,80.

Carl Weigert und seine Bedeutung für die medizinische Wissenschaft unserer Zeit. Eine biographische Skizze von Dr. Robert Rieder. 1906. Preis M. 3,—.

Soziale Medizin. Ein Lehrbuch für Ärzte, Studierende, Medizinal- und Verwaltungsbeamte, Sozialpolitiker, Behörden und Kommunen. Von Dr. med. **Walther Ewald**, Privatdozent der Sozialen Medizin an der Akademie für Sozial- und Handelswissenschaften in Frankfurt a. M., Stadtarzt in Bremerhaven.

Erster Band:
1. Die Bekämpfung der Seuchen und ihre gesetzlichen Grundlagen.
2. Die sonstigen Maßnahmen zur Bekämpfung der allgemeinen Sterblichkeit.

Mit 76 Textfiguren und 5 Karten. 1911.
Preis M. 18,—; in Halbleder gebunden M. 20,—.

Zweiter Band:
Soziale Medizin und Reichsversicherung.
Mit ca. 80 Textfiguren. Erscheint im Herbst 1913.

Grundriß der sozialen Hygiene. Für Mediziner, Nationalökonomen, Verwaltungsbeamte und Sozialreformer. Von Dr. med. Alfons Fischer, Arzt in Karlsruhe i. B. Mit 70 Abbildungen im Text. 1913.
Preis M. 14,—; in Leinwand gebunden M. 14,80.

Zu beziehen durch jede Buchhandlung.

Verlag von Julius Springer in Berlin.

Leitfaden zur Arbeiterversicherung des Deutschen Reichs. Bearbeitet von Mitgliedern des Reichsversicherungsamts. 31. bis 40. Tausend. 1913. Einzelpreis M. —,40. 25 Stück und mehr je 35 Pf., 50 Stück und mehr je 30 Pf., 100 Stück und mehr je 25 Pf.

Grundriß des sozialen Versicherungsrechts. Systematische Darstellung auf Grund der Reichsversicherungsordnung und des Versicherungsgesetzes für Angestellte. Von Dr. jur. Walter Kaskel, Gerichtsassessor und Dr. jur. Fritz Sitzler, Regierungsassessor, Hilfsarbeitern im Reichsversicherungsamt. 1912. Preis M. 9,— ; in Halbleder gebunden M. 11,—.

Taschenbuch zur Untersuchung nervöser und psychischer Krankheiten. Eine Anleitung für Mediziner und Juristen insbesondere für beamtete Ärzte. Von Dr. W. Cimbal, Nervenarzt und Oberarzt der städtischen Heil- und Pflegeanstalten zu Altona, staatsärztlich approbiert. Zweite, vermehrte Auflage. Mit 17 Textabbildungen. 1913.
In Leinwand gebunden Preis M. 4,40.

Biologie des Menschen. Aus den wissenschaftlichen Ergebnissen der Medizin für weitere Kreise dargestellt. Unter Mitwirkung von Dr. Leo Heß, Professor Dr. Heinrich Joseph, Dr. Albert Müller, Dr. Karl Rudinger, Dr. Paul Saxl, Dr. Max Schacherl herausgegeben von Dr. **Paul Saxl** und Dr. **Karl Rudinger**. Mit 62 Textfiguren. 1910.
Preis M. 8,—; in Leinwand gebunden M. 9,40.

Die Naturwissenschaften. Wochenschrift für die Fortschritte der Naturwissenschaft, der Medizin und der Technik. (Zugleich Fortsetzung der von W. Sklarek begründeten Naturwissenschaftlichen Rundschau.) Herausgegeben von Dr. **Arnold Berliner** und Dr. **Curt Thesing**. Jährlich 52 Nummern im Umfang von je ca. 48 Spalten.
Preis vierteljährlich M. 6,—.
Erscheint seit Januar 1913.

Zu beziehen durch jede Buchhandlung.

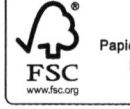

MIX
Papier aus verantwortungsvollen Quellen
Paper from responsible sources
FSC® C105338

If you have any concerns about our products,
you can contact us on
ProductSafety@springernature.com

In case Publisher is established outside the EU,
the EU authorized representative is:
**Springer Nature Customer Service Center GmbH
Europaplatz 3, 69115 Heidelberg, Germany**

Printed by Libri Plureos GmbH
in Hamburg, Germany